AF476663

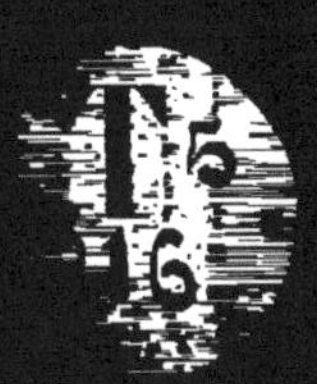

CRITIQUE MÉDICALE

LE VITALISME

ET

L'ORGANICISME

OUVRAGES DU MÊME AUTEUR.

Du traitement de la syphilis par le mercure et l'iodure de potassium. (*Gazette des hôpitaux*. 1856.)

Des conditions pathogéniques et de la valeur séméiologique de l'albuminurie. (*Thèse de concours pour l'agrégation*. 1857.) Prix : 1 fr. 50 c.

Quelques considérations sur la vaccine. (1862.)

Du traitement par les bougies de la blennorrhée ou goutte militaire. (1863.)

Les médecins au XVIIe siècle. (*Sous presse.*)

Étude sur les hôpitaux de Paris et l'assistance publique. (*Sous presse.*)

Traité des maladies vénériennes. (*En collaboration avec M. le docteur* Maisonneuve.) 1 vol. in-8, Prix : 7 fr. 50 c.

PARIS. — J. CLAYE, IMPRIMEUR, RUE SAINT-BENOIT, 7.

CRITIQUE MÉDICALE

LE VITALISME

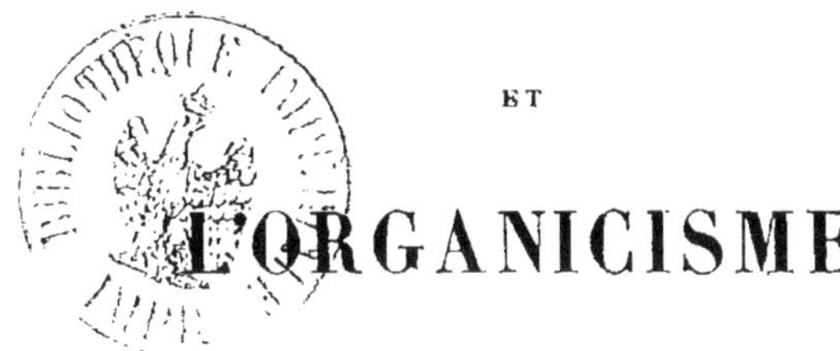

ET

L'ORGANICISME

PAR

Le Docteur H. MONTANIER

(EXTRAIT DE LA GAZETTE DES HOPITAUX.)

PARIS

P. ASSELIN, SUCCESSEUR DE BÉCHET JEUNE ET LABÉ

LIBRAIRE DE LA FACULTÉ DE MÉDECINE

Place de l'École-de-Médecine.

1865

CRITIQUE MÉDICALE

LE VITALISME

ET

L'ORGANICISME

CHAUFFARD. — **Principes de pathologie générale** (1).

BOUCHUT. — **Histoire de la médecine et des doctrines médicales** (2).

ROSTAN. — **De l'organicisme** (3).

CL. BERNARD. — **Leçons au collége de France et à la Sorbonne** (4).

I.

Quoi qu'il fasse, l'homme instruit et d'un esprit élevé ne peut pas résister à la tentation de philosopher et de chercher le pourquoi et le comment des choses. A chaque fois cependant que sa pensée s'envole vers les régions supérieures, elle vient rapidement se heurter contre une muraille que l'expérience des siècles nous a appris être infranchissable et que cependant nous voulons toujours franchir. Or-

(1) Chez Chamerot.

(2) Chez Germer Baillière.

(3) Chez Asselin.

(4) *Revue des cours scientifiques.*

gueilleux inconscient, l'homme ne peut pas se résoudre à reconnaître sa faiblesse ; il cherche à s'élever, à monter sans cesse, à apprendre encore et toujours, et les chutes les plus retentissantes ne peuvent ni l'éclairer ni le décourager. Il espère être plus heureux que ses devanciers, et il poursuit sa voie avec courage, traçant obstinément son sillon au risque de ne semer que des graines inféconds ou maladives qui ne germeront pas ou avorteront.

C'est le vieux mythe de Sisyphe roulant éternellement son rocher !

Cette tendance de l'esprit humain est-elle un mal, est-elle un bien? Hélas! comme la plupart des choses de ce monde, elle est l'un et l'autre. Qui donc oserait assigner des limites déterminées à l'esprit de l'homme, et lui dire, aujourd'hui surtout : Tu n'iras pas plus loin? Qui donc possède assez la clef de toutes les sciences pour leur marquer le point immuable qu'elles ne sauraient jamais franchir? C'est par conséquent un bien, que l'esprit de l'homme cherche sans repos et s'efforce de reculer les limites actuellement tracées. Beaucoup d'efforts sans doute seront vains; beaucoup de temps sera perdu. Qu'importe si de loin en loin une vérité jaillit qui éclaire de nouveaux horizons?

Ces recherches ne sont un mal que lorsqu'elles veulent trouver la solution de problèmes clairement insolubles, ou bien lorsque, oubliant le véritable but à atteindre et le sujet à explorer, elles introduisent l'élément métaphysique et raisonneur là où il n'a rien à faire. Dans ce dernier cas, la manie de philosopher fait perdre de vue le côté sérieux et pratique de la question pour mettre en relief de vaines discussions sur des points ou inutiles, ou insolubles, ou purement hypothétiques. On ne tarde pas à perdre pied, et on entraîne la science dans une impasse où elle n'a rien à gagner.

Cela est arrivé maintes fois à la médecine; son alliance étroite avec la philosophie lui a fait certainement plus de tort que de profit. Dans les temps anciens, l'art médical offrait si peu de certitude, reposait sur des connaissances si légères et si incomplètes, que la philosophie l'a toujours entraîné dans son orbite. Le moyen âge nous montre la médecine bien plus comme un prétexte à discussions spéculatives que comme une science ou même un art à applications un peu probables.

Peu à peu cependant l'observation exacte prend naissance ; au dix-septième siècle, l'anatomie est cultivée, et on découvre la circulation du sang; au dix-huitième, l'anatomie et la physiologie font des progrès considérables, l'observation des faits devient peu à peu la base des recherches sérieuses, la chimie est une science entre les mains de Lavoisier, la physique marche à grands pas. Le dix-neuvième siècle, plus sévère encore et plus investigateur, interroge avec la plus scrupuleuse attention les corps vivants et les corps morts; il note tous les faits, il en déduit les conséquences plausibles, et s'efforce de trouver une base certaine à la science de l'homme sain et de l'homme malade; il crée la *biologie* et la *physiologie pathologique*. Ces deux sciences, bien comprises et bien appliquées, sont, selon nous, les deux bases certaines de la médecine théorique et de la pratique médicale.

Ces tendances ne sont pas aussi récentes qu'elles le paraissent au premier abord; la médecine a, depuis qu'elle existe, suivi deux courants seulement, et, sous des dénominations diverses, elle a toujours marché dans les mêmes errements. Hippocrate déjà, quoique profondément naturiste (et il ne pouvait pas ne pas l'être), était aussi organicien, et il ne s'est jamais égaré dans les théories hypothétiques si caressées à Montpellier. Plus tard, l'école d'Alexandrie et les méthodistes cherchèrent surtout dans l'organisme la cause et la raison des maladies. Mais il était impossible que les médecins anciens pussent faire autre chose que d'entrevoir la vérité, et leurs systèmes prêtaient largement le flanc à la critique : des explications obscures, souvent incohérentes, toujours incomplètes, tel était et tel fut le seul résultat que purent atteindre des savants que n'éclairaient pas l'anatomie pathologique, la physiologie, la chimie et la physique.

A côté de ces écoles s'éleva celle qui chercha presque exclusivement dans le raisonnement et les théories l'explication des phénomènes vitaux normaux et pathologiques. Que ces systèmes s'appellent l'animisme, le vitalisme, le dynamisme; que ce soit l'*archée* de Van-Helmont, la *panacée* de Paracelse; que ce soient les globules d'Hanemann, c'est toujours une seule et même chose; et, de même que le mécanicisme, le chimisme et l'organicisme ne forment qu'une seule doctrine plus ou moins complète, de même tous les autres systèmes peuvent être rapportés au *vitalisme*. Au même point de vue, mais sous d'autres dénominations, c'est toujours l'école de Montpellier et l'école de Paris qui, dans les siècles, se rencontrent face à face.

Il y a à peine quelques années, une tendance funeste se manifestait dans cette dernière école, et nous l'avons vue près de sombrer et de s'aller perdre dans les doctrines de sa rivale. Celle-ci, très-affirmative, fort séduisante pour l'esprit, mais vaine et inféconde, faisait de nombreux prosélytes, peu convaincus à la vérité, plus entraînés par l'imagination que par la vérité et la réalité des choses, et qui n'ont pas tardé à s'arrêter dès qu'ils ont sondé l'abîme où ils allaient engloutir eux et la science médicale.

Le contre-coup de ces tendances, que nous appellerons rétrogrades, se fait encore sentir; mais il va s'amoindrissant tous les jours, et un des partisans les plus convaincus et les plus habiles du vitalisme, M. Chauffard, n'a pas peu servi à éclairer ceux qui penchaient vers Montpellier, et à les arrêter en leur montrant le vague d'une science toute de raisonnement et incapable d'arriver à aucun résultat pratique. Nous aurons à examiner à fond cette partie de la question dans un de nos prochains articles. En ce moment, contentons-nous d'en toucher un côté plus limité, mais qui n'en a pas moins une portée très-grande.

Il est bien certain que les partisans des doctrines vitalistes sont beaucoup plus des philosophes que des médecins, et que pour eux, malgré leurs affirmations contraires, la médecine est non pas une science, mais *un art*. D'un autre côté, combien de médecins, à Paris même, ne vont-ils pas répétant que la médecine est *un art*, soit qu'ils comprennent, soit qu'ils ne comprennent pas très-exactement ce qu'ils disent en parlant ainsi. Or, dans cette hypothèse, le médecin étant un artiste, il est évident que le raisonnement lui convient beaucoup mieux que l'observation, et qu'il doit se prendre d'un goût très-grand pour la métaphysique. De là le succès de ces discussions à perte de vue sur la vie, les forces vitales, l'esprit vital, l'âme et même les âmes, la nature, etc., etc.

Mais est-il bien vrai que la médecine ne soit qu'un art et qu'on ne puisse pas la ranger parmi les sciences? Il faut bien s'entendre sur ce mot *art* et ne pas s'en tenir à la définition grammaticale; l'art est la propriété tout à la fois de l'*artisan* et de l'*artiste*. Le médecin n'étant pour personne, que je sache, un artisan, il en résulte que l'art du médecin est celui d'un artiste, et que le médecin doit être placé sur la même ligne que le peintre, le statuaire, le musicien, etc.; c'était d'ailleurs l'opinion des anciens et de Platon, en particulier. Cette idée-là vient de loin, ainsi qu'on le peut voir.

En somme, Platon et les anciens avaient raison; le médecin d'alors n'était et ne pouvait être qu'un artiste, et, le plus souvent, un fort mauvais artiste, moins qu'un artisan. Sans instruction suffisante, sans anatomie, sans aucune base un peu scientifique, il faisait de la médecine avec quelques rares observations, souvent mal comprises; il en faisait surtout avec son imagination, le simple raisonnement et un empirisme plus ou moins grossier. Que pouvait-il sortir de cela?

Quand Phidias taillait une statue, quand Apelles peignait un tableau, ces sublimes artistes savaient ce qu'ils voulaient faire et suivant quelles lois et quels principes; puis ils ajoutaient à cela ce qui les faisait grands, leur génie! Le médecin, lui, n'avait aucune base; artiste par excellence, il ne possédait que son génie, et quand celui-ci lui faisait défaut, je vous demande ce qu'il restait et comment s'en trouvaient les pauvres malades, à moins que l'artiste n'eut la sagesse de s'en tenir à l'expectation. En somme, les mauvais élèves d'Apelles et de Phidias ne faisaient que gâter des couleurs et un bloc de marbre; mais les mauvais disciples d'Hippocrate!! En vérité, si nous ne sommes encore que des artistes, j'engage vivement les malades à nous planter là; il nous restera la ressource d'exercer notre art entre nous, et, ne pouvant le faire *in anima vili,* à barbouiller notre corps de couleurs mal broyées, ou à le tailler comme un bloc de marbre.

Mais laissons la plaisanterie; en sommes-nous là, en vérité, ou bien est-ce à ce point qu'on en veut revenir? Ni l'un ni l'autre. Non, la médecine n'est point un art, et si elle n'est pas une science encore faite, elle en a au moins toutes les allures et elle marche à grands pas vers sa formation. Est-il encore nécessaire de le montrer et de le démontrer? Les résultats obtenus ne sont-ils pas évidents, et chacun de nous ne les a-t-il pas touchés du doigt? Le diagnostic n'est-il pas aujourd'hui d'une certitude presque absolue? La marche des maladies n'est-elle pas connue dans presque tous ses détails? La physiologie normale et pathologique ne va-t-elle pas à pas de géants? Et s'il reste beaucoup à faire pour éclairer l'histoire des lésions dans leur marche, dans leur enchaînement, dans leurs détails; si le traitement n'est pas encore certain, nous essayerons plus tard de dire d'où, à notre sens, viennent surtout les *desiderata* les plus importants.

D'ailleurs, à part les mathématiques, chaque science n'a-t-elle pas ses points obscurs et ses parties douteuses? L'*astronomie*, qui est bien une science, n'a-t-elle rien à apprendre? La *physique* marche-t-elle de certitude en certitude? La *chimie* n'invente-t-elle pas, ne se perfectionne-t-elle pas tous les jours, modifiant, avec ses progrès, des théories qui paraissaient certaines? La médecine fait et fera comme toutes les sciences, elle cherchera, elle trouvera, et, sans arriver peut-être jamais à une certitude absolue, elle approchera de plus en plus de son but. Mais, pour cela, que ses adeptes soient bien persuadés qu'ils ont une science à perfectionner et non pas seulement un art à cultiver.

Nous retrouverons d'ailleurs ces idées en nous occupant plus particulièrement des ouvrages qui sont le sujet de ces articles. Ce n'est donc pas la peine de nous étendre davantage en ce moment.

II.

M. Bouchut vient de publier sous le titre de : *Histoire de la médecine et des doctrines médicales,* un livre qui est tout à la fois et une histoire et un exposé de doctrines.

M. Bouchut est un de ces travailleurs infatigables qu'il n'est pas nécessaire de stimuler, mais que ses amis, au contraire (et nous sommes du nombre), feront bien de retenir. Nous n'hésitons pas à dire que presque tous les ouvrages de M. Bouchut, pleins d'ailleurs d'excellentes choses, pêchent surtout par ce point que, étant faits trop hâtivement, l'auteur n'a pas eu toujours le temps de mûrir son plan et ses pensées. Et cependant nul adage n'est plus vrai que celui-ci, probablement aussi vieux que le monde :

Le temps n'épargne pas ce qui se fait sans lui.

Cette critique s'applique aussi bien au dernier ouvrage de M. Bouchut qu'à ses livres précédents. Il eût été facile, convenable et instructif de le faire plus complet et d'entrer dans des développements souvent indispensables. Selon nous, il manque à cette *Histoire des doctrines médicales* des chapitres tout entiers, et on est fâché de n'y pas rencontrer l'exposé des doctrines d'hommes fort éminents et ayant occupé un rang très-élevé dans la science, de Sydenham, par exemple. Je sais bien que M. Bouchut n'a eu l'intention de parler que des vrais chefs d'école et des hommes originaux ; cette lacune ne nous en paraît pas moins regrettable et nous voudrions la voir combler dans une prochaine édition.

Quoi qu'il en soit, même avec ses imperfections, le livre de M. Bouchut est des plus intéressants et des plus instructifs ; il se lit d'un bout à l'autre avec un très-vif plaisir ; il est partout clair, précis et parfaitement enchaîné. Les érudits regretteront peut-être des indications trop incomplètes, mais le plus grand nombre des médecins sera enchanté de trouver là une science très-suffisante sans cette surcharge souvent ennuyeuse et stérile de notes, de textes, de discussions qui émaillent d'ordinaire les livres de cette nature.

En somme, pour aujourd'hui, ce que nous demandons au travail de M. Bouchut, c'est moins une histoire qu'un exposé de doctrines, et c'est à ce point de vue que nous voulons l'interroger.

Dans le volume déjà publié, l'auteur fait l'histoire du *naturisme* et des principaux *naturistes*. Le naturisme, pour lui, et en cela il a complétement raison, comprend l'animisme, le vitalisme, le système de Van Helmont et celui de Paracelse, aussi bien que le naturisme proprement dit d'Hippocrate et de ses successeurs immédiats. Bien que M. Bouchut ne l'avoue pas très-explicitement, il n'est pas possible de lire son livre sans s'apercevoir que le naturisme a toutes ses sympathies et qu'il le regarde comme le système médical le plus large et le plus vrai.

La nature, voilà un de ces mots à double face et si mal défini le plus souvent, que chacun peut le revendiquer pour lui-même, à quelque système qu'il se rattache d'ailleurs. A notre avis même, les médecins les plus naturistes sont à coup sûr les véritables organiciens. Mais, comme il y a fagot et fagot, il y a nature et nature; voyons donc ce que M. Bouchut et les médecins naturistes entendent par ce grand mot : LA NATURE.

Disons d'abord que ce mot est si vague que la plupart des naturistes, quoique en conservant la même chose et partant des mêmes idées, lui ont donné un nom différent et plus aisément compréhensible. Barthez l'appelle *principe vital* et lui fait jouer un rôle analogue; Stahl l'appelle *l'âme;* Van Helmont *l'archée*, etc., etc.; mais c'est toujours une seule et même chose.

Pour M. Bouchut, la nature est « le principe de la vie, dont parle Hippocrate, cette force bienfaisante qui semble veiller aux actes de l'économie pour la conservation des malades et n'est pas susceptible de s'altérer. » La nature est intelligente; elle sait ce qu'elle fait et elle agit avec conscience vers un but déterminé, la conservation de l'individu malade.

Peut-on aujourd'hui, je le demande, accepter de pareils principes et quel est le médecin qui voudrait, comme Van Helmont, être assez conséquent avec lui-même pour arriver aux dernières limites de son raisonnement? Si les êtres vivants sont doublés d'un principe intelligent, présidant à leur formation et à leur conservation, il est évident que les animaux le possèdent aussi bien que l'homme, conséquence qu'acceptent sans peine tous les vitalistes, même Stahl qui accorde une âme aux bêtes. Mais il faut forcément aller plus loin encore et reconnaître que les végétaux portent dans leur sein ce principe pensant et intelligent. Les vitalistes veulent-ils arriver jusque-là et un végétal possède-t-il effectivement l'intelligence et la raison? Van Helmont reconnaît une archée aux animaux, aux végétaux *et même aux minéraux*, et il n'est que logique dans ses déductions. Ce n'est qu'à moitié sa faute si son principe le mène à l'absurde.

Laissons les minéraux de côté; il est évident que la plante est vivante comme l'animal, qu'elle se développe, qu'elle est malade, qu'elle meurt comme lui, et que les lois qui président à la formation et à la conservation de l'un et de l'autre sont absolument les mêmes. La *nature* guérit un chêne malade comme elle guérit un homme malade ; si elle est intelligente dans ce dernier cas, elle l'est également dans le premier. Donc le végétal, contre toutes les idées reçues, est un être sentant et pensant. Voilà où, de déductions en déductions, conduisent les systèmes qui reposent sur ce principe d'un être intelligent présidant à la formation et à la conservation de l'être vivant !

Nous aussi, organiciens, nous admettons la nature, et même la nature médicatrice, mais nous la comprenons d'une tout autre manière. Selon nous, elle est l'ensemble des lois en vertu desquelles l'être se forme, se développe et se conserve, lois dont nous ne connaissons et ne connaîtrons jamais l'essence qu'il est heureusement fort inutile de chercher. L'harmonie de ces lois est souvent troublée dans l'être vivant exposé à mille causes de désordre, et de là naît la maladie, ou, pour parler plus justement, la lésion et son retentissement obligé sur tout l'organisme ou sur quelques points seulement. Comment se fait le retour à la santé? Est-il nécessaire d'invoquer un principe intelligent agissant dans tel ou tel sens, et assez inepte pour n'avoir pas su mettre à l'abri des atteintes du mal l'être qu'il est chargé d'éclairer, de protéger ou de guérir ? N'est-il pas plus simple d'admettre que les mêmes lois qui président à la conservation de l'être sain, ou des lois analogues, sont suffisantes pour protéger l'être malade et arrêter les progrès du mal ?

En appelant à notre aide, non point des principes abstraits que rien ne démontre, mais les lois bien entendues de la physique, de la chimie et de la mécanique vivantes, nous devons arriver à comprendre pourquoi telle lésion, ayant débuté de telle manière, s'est propagée de telle façon, à droite plutôt qu'à gauche, en avant et non en arrière ; — pourquoi elle est arrivée jusqu'à tel point nécessairement, fatalement ; — pourquoi elle s'est arrêtée ici et non point là, et comment ensuite les choses sont revenues à leur premier état, ou bien pourquoi l'organisme n'a pas pu retourner à son état normal primitif.

Pour certains naturistes, la lésion organique est très-peu de chose, et pour d'autres elle n'est même rien. Nous savons bien que M. Bouchut n'a pas aussi complétement renié les doctrines de l'école de

Paris que son livre pourrait le faire croire; pour le moment, parlons comme s'il n'était point en cause. Stahl ne reconnaît guère d'utilité à l'anatomie; Van Helmont ne voit la maladie que dans son archée; à Montpellier, c'est le principe vital qui est atteint, la lésion organique n'est que secondaire et d'une importance si minime que c'est seulement par l'effet du hasard qu'elle se trouve ici plutôt qu'ailleurs, sur le poumon plutôt que sur la vessie.

Les principes établis, les conséquences arrivent et s'imposent, malgré qu'on en ait, et nous avons peine à comprendre pourquoi M. Bouchut est si sévère pour certaines idées de Paracelse, pour l'homœopathie et pour la démonomanie.

Paracelse use sa vie à chercher une *panacée* pour toutes les maladies, et cela l'a fait accuser d'être fou; il l'était incontestablement, mais c'était un fou logique. Et pourquoi donc, selon vous, n'existerait-il pas une *panacée?* La maladie s'adresse à quoi? à l'âme, à la nature intelligente, au principe vital, etc. Peut-elle agir de façons différentes sur ce principe immatériel, toujours un et constamment identique? Le résultat n'est-il pas toujours le même, la maladie? Qu'importe que cette maladie soit une bronchite, une pleurésie, un rhumatisme, etc., ce ne sont là que des accidents. Le fait important et capital, c'est l'altération du principe vital, et cette altération, elle doit être, comme lui, une et toujours identique à elle-même. Puisqu'il n'existe qu'une altération unique, il ne doit y avoir qu'une seule façon de la combattre. Pourquoi donc alors ne pas lui appliquer toujours le même remède, la panacée? Cela est parfaitement logique et, si vous avez raison, Paracelse avait encore bien plus raison que vous-même.

M. Bouchut traite Hahnemann comme il mérite d'être traité assurément, mais M. Bouchut a tort, et il n'est pas conséquent avec lui-même. Le globule, les infiniment petits, c'est la *panacée* de Paracelse et pas autre chose. Puisque le principe intelligent est seul malade, à quoi bon les doses massives, et en quoi sont-elles utiles contre un principe, une substance? Les végétaux, les minéraux ont en eux une sorte de principe vital qu'il s'agit d'en isoler pour l'opposer au principe actif de l'être vivant; ces principes-là ne se pèsent ni ne se mesurent. Ils sont ou ils ne sont pas, et le volume ne fait rien à la chose. Mais, en somme, Hahnemann pouvait bien n'être ni un fou ni un charlatan; il est conséquent avec ses propres principes, qui sont ceux des *naturistes et des vitalistes.* Reconnaissons même, à la louange du médecin allemand, qu'il a le courage de toutes ses opinions, qu'il ne se laisse arrêter par aucun faux-fuyant et qu'il tire de ses principes toutes les conséquences qu'ils comportent.

En allant encore plus loin, et le lecteur saura bien tirer sans nous les conclusions, on arrive ou plutôt on descend jusqu'au mysticisme le plus abstrait et à la démonologie médicale.

Sans doute les esprits droits et sensés ne peuvent pas tomber dans ces conséquences absurdes; ils s'arrêtent en route et oublient volontiers leurs théories et leur point de départ. Mais il est bon que les naturistes sachent que c'est là qu'ils tendent et qu'il se trouvera toujours des systématiques convaincus ou charlatans pour pousser les prémisses jusqu'aux dernières conclusions. — Or, si ces conclusions sont fausses et absurdes, que peut-on penser des principes d'où elles découlent (1).

Le livre de M. Bouchut se termine par un chapitre sur Barthez et le vitalisme qui mériterait une longue réfutation. L'espace nous fait défaut aujourd'hui pour l'entreprendre, mais comme l'auteur doit revenir, dans son second volume, sur cette question, nous ne manquerons pas d'y revenir à notre tour.

M. Bouchut a, lui aussi, sa *Théorie de la vie;* pour nous, elle ne

(1) Si les gens du monde croient à l'homœopathie, la plus vaine de toutes les sottises éditées par un esprit humain, s'ils donnent quelque créance au spiritisme et aux évocations, — si des hommes plus grossiers croient aux sorciers et aux maléfices, c'est toujours pour la même cause, et tous ces faits se tiennent et s'enchaînent étroitement. Il y a chez l'homme une malheureuse tendance qui fait qu'au lieu de croire à la raison et d'utiliser ses conseils, on aime mieux, soit par paresse, soit par un défaut d'éducation, soit par ignorance, se laisser bercer par les rêveries de l'imagination et du sentiment. Le merveilleux a pour nous un attrait invincible, et les charlatans le savent bien. Le plus curieux, en tout cela, c'est que des gens d'esprit croient à l'homœopathie, aux esprits, etc., qui, dans un autre ordre d'idées ne croient nullement au merveilleux, au surnaturel ni aux miracles. Pauvre espèce humaine, comme elle connaît mal la logique!

vaut ni mieux ni moins que toutes les autres. Les médecins useront leur existence et tous leurs arguments pour essayer de démontrer ce qu'il ne nous sera jamais donné de comprendre très-probablement. Et à ce sujet, qu'on nous permette une réflexion qui ne manque pas d'une certaine portée. Les vitalistes qui abordent la question de la vie ont tous leur explication particulière; celle de leur prédécesseur ne leur convient jamais, et ils se réfutent mutuellement d'une façon très-satisfaisante; cela se conçoit, tous ces systèmes péchant par la base et ne pouvant satisfaire que ceux qui les ont inventés. M. Bouchut réfute Van Helmont, Stahl, Bordeu, Barthez, etc., en attendant qu'il soit réfuté à son tour. Nous verrons que M. Chauffard agit absolument de même.

Comment s'entendre et se comprendre, en effet, quand on se perd dans des raisonnements que rien ne démontre et qu'on base sa théorie sur le sentiment et non sur l'observation vraie ?

M. Bouchut n'admet pas que l'âme soit le principe de la vie et de l'organisation; il ne saurait accepter le principe vital de Barthez, et il met à leur place, quoi? un agent vital, sorte de ferment, tantôt *substance matérielle*, *principe de vie matériel*, *dirigeant le mouvement de la matière vivante, au service de l'âme maîtresse souveraine dont il est l'instrument.* Ainsi un principe peut être matériel, et ce principe matériel peut être intelligent, puisqu'il dirige le mouvement de la matière; puis il est nécessaire que l'âme intervienne pour donner la direction suprême. Et cet agent vital, quel est-il ? où est-il ? Il fait partie du germe, du sperme chez l'homme. En sorte qu'après avoir bien lu M. Bouchut, au milieu de ses contradictions, il reste que la formation de l'organisme et ses dispositions spéciales dépendent de la semence ou du germe. Ce que personne, je pense, n'a encore contesté.

Jusqu'ici seulement les esprits sages s'arrêtent devant ce mystère, et aiment mieux avouer leur ignorance que se perdre dans de nuageuses théories. Nous ne pensons pas que jamais il soit donné à l'homme de le sonder et de le comprendre, mais nous devons avouer en toute sincérité que la théorie de M. Bouchut ne nous satisfait nullement. Vitaliste, M. Bouchut veut garder quelque chose des principes de l'école de Paris; nous préférons les théories franches de Stahl et de Barthez que ces compromis, qui ont cela de fâcheux qu'ils peuvent entraîner les esprits qui ne vont pas au fond des choses. Ils ont encore cela de plus fâcheux qu'ils les éloignent de la vraie science; pendant que vous, médecin, vous raisonnez à perte de vue sur toutes ces belles et transcendantes questions, que vous enfourchez ce dada qui vous porte droit au troisième ciel, tout au moins, quel intérêt pouvez-vous prendre à ce morceau de matière qui souffre et s'agite sur un grabat? Le principe vital, à la bonne heure! l'âme, bien mieux encore! mais le corps, allons donc; guenille que tout cela. Laissez faire l'âme, laissez faire le principe vital, c'est son affaire, et il s'en tire *ad majorem artis gloriam!*

Je ne dis pas, en vérité, que cela ne soit très-beau et ne vaille de grandes et savantes discussions; mais sur beaucoup de points je suis (quoique médecin) de l'avis de Molière, et sur celui-ci, en particulier, on peut dire avec lui :

> Guenille, si l'on veut, ma guenille m'est chère!

III.

Nous n'avons pas l'intention de faire une analyse complète des *Principes de pathologie générale* de M. Chauffard. Cette analyse a déjà été faite ici même avec beaucoup de développements, et, bien que personnellement elle ne nous ait guère satisfait, c'est une raison suffisante de nous abstenir. D'ailleurs, l'espace nous manquerait pour donner au livre de M. Chauffard toute l'attention qu'il mérite à plus d'un titre, et, comme en dernier compte, nous faisons moins une étude bibliographique qu'une étude philosophique et doctrinale, nous ne prendrons à la *Pathologie générale* que ce que nous croirons utile d'y prendre pour bien montrer notre pensée.

M. Chauffard, on le sait, est profondément vitaliste, mais à sa manière, et il a la prétention, courageuse sans nul doute, de faire une nouvelle exposition de doctrine. Nous pourrions répéter ici ce que nous disions dans le chapitre précédent, qu'il n'est pas un vitaliste qui ne s'applique à détruire le vitalisme de son voisin et à en signaler les erreurs et les contradictions. M. Chauffard, qui est un profond penseur (trop profond, hélas !) et un argumentateur puissant, n'a pas manqué à la tâche commune et presque obligée ; il s'est complétement séparé de l'animisme, et personne peut-être n'a plus malmené Barthez et son système. Et cependant il ne faudrait pas de grands efforts pour prouver bien clairement que le système de M. Chauffard, qui paraît d'abord et qu'il croit si fortement échafaudé, n'est, suivant qu'on le veut comprendre, en un sens ou en l'autre, que l'animisme de Stahl ou le vitalisme de Montpellier, et qu'on peut lui opposer victorieusement tous les arguments que l'auteur accumule lui-même contre ces deux systèmes avec une ténacité et une vigueur peu communes.

Nous ne dirons rien de la première partie du livre de M. Chauffard, où se déroule une métaphysique nuageuse et germanique pour laquelle, on le sait, nous avons une très-profonde répulsion. M. Chauffard a essayé de prouver et de démontrer ce que nous ne pourrons jamais comprendre, ce qui est en dehors du raisonnement; je ne sais s'il a convaincu quelqu'un : pour moi, j'avoue qu'il n'a pas réussi à me persuader. Involontairement j'appliquais à son œuvre cette phrase, qui en est comme la critique anticipée et qui cependant est de lui : « Les systèmes destinés à se vulgariser et à exercer une influence étendue sont, dans tous les temps, les systèmes simples, faciles à concevoir et à transmettre (p. 135). » Cela est vrai en général, et, je le crains pour M. Chauffard, plus vrai encore dans le cas particulier.

Pour notre auteur, la vie est un principe, et la maladie n'a pas d'autres lois que celles de la vie. Laissons la vie, cela nous entraînerait beaucoup trop loin; disons seulement que, selon lui, elle est un mode particulier d'existence; que la force vitale (le grand pivot de toute la doctrine) est le principe en vertu duquel la vie manifeste sa puissance et son action sur l'organisme tout entier; que la force est une et simple et comme le composé indécomposable de la vie isolée de chaque organe (ce que Bordeu avait appelé *les Petites vies*, mais dans une acception différente); que la vie reçoit bien les influences des modificateurs externes, physiques et chimiques; mais ils restent d'abord complétement étrangers et ne deviennent vitaux qu'à la condition que la vie se les assimile, ce qu'elle ne fait pas toujours. Encore un coup laissons tout cela, il y aurait trop à dire, et occupons-nous de la maladie.

Selon M. Chauffard, les lois qui président à la vie président aussi à la maladie, et il la définit ainsi : « La maladie est une évolution d'actes anomaux reconnaissant comme cause une impression vitale morbifique qui surmonte la résistance de l'activité saine, et provoque une tendance active au rétablissement (p. 217). » Galimatias triple, aurait dit Voltaire. Et d'où viennent-ils ces actes anomaux? où se passent-ils? où s'accomplissent-ils? Qu'est-ce que cette impression vitale morbifique? Qui l'a vue? qui l'a pesée? qui l'a mesurée? Qu'est-ce qui la démontre? Comment se fait cette tendance au rétablissement? La lésion de l'organe est-elle cette tendance? Et dans votre définition, où est-elle cette lésion organique? N'entre-t-elle pas même comme élément de la maladie? En quoi donc alors différez-vous de l'école de Montpellier qui définit la maladie : *Une affection du principe vital?*

Non, cent fois non! la maladie n'est pas cela, cette définition est une erreur, nécessaire pour M. Chauffard et découlant fatalement de ses principes; mais ce n'en est pas moins une grande erreur. La maladie, c'est, au contraire, le trouble apporté à l'accomplissement des lois qui président à la vie dans son état d'intégrité, et le point capital pour la science médicale, c'est de déterminer ce trouble, toujours matériel, toujours appréciable, alors même que nous ne savons pas l'apprécier; à chercher le *pourquoi* et le *comment* de ce trouble, son point de départ, sa marche, sa terminaison; à déterminer *pourquoi* et *comment* l'organisme a fini par succomber.

Car s'il succombe ici, tandis qu'il se rétablit ailleurs, dans des maladies qui paraissent semblables, ce n'est point parce que la cause a été plus ou moins violente, parce que la lésion a été primitivement plus ou moins forte, c'est uniquement parce que le désordre local et général s'est arrêté d'une part et qu'il a continué à marcher de l'autre, jusqu'à rendre la manifestation de la vie désormais impossible. Et dans les deux cas, les choses se sont passées ainsi, non point au hasard, non point en vertu de lois occultes et indéterminables, mais toujours par l'effet de lois chimiques, physiques ou mécaniques nécessaires, fatales, que nous ignorons presque dans tous les cas, parce que nous ne les avons pas encore suffisamment cherchées, mais qu'il faut s'efforcer de découvrir, quelle que soit la difficulté d'une semblable recherche, parce que c'est la seule façon de faire de la vraie science et de la médecine bonne et utile. Il ne s'agit plus de se payer de mots et de se tenir satisfaits par quelques explications, bonnes au plus pour des enfants, il faut approfondir les phénomènes et en saisir le mécanisme.

Mécaniciens, dira-t-on, chimistes, matérialistes ! Assurément, et, comme médecin, je me vante très-haut de mériter de semblables injures, car elles seront bientôt de vrais titres de gloire. Et celui-là sera glorieux entre tous qui aura le premier démontré le mécanisme réel de la plus simple des maladies !

La définition de M. Chauffard nous met en présence de la nature médicatrice. Ici l'auteur fait de suprêmes efforts pour se séparer de la nature médicatrice telle que l'ont entendue tous les vitalistes ses devanciers. Pour eux, en effet, la maladie n'est pas autre chose qu'une lutte entre le principe vital, l'âme et l'impression morbide. La nature intelligente, l'archée, l'âme de Stahl s'appliquent à chasser la maladie ; mais qu'on ne pense pas que l'organe malade soit pour rien dans tout cela ; il n'est que le champ de bataille où se livre le combat. La maladie existe, la nature médicatrice oppose un effort : si celui-ci est impuissant, elle en tente un second, un troisième, un quatrième..... Or, comme à chaque fois c'est au détriment ou aux dépens de l'organe malade que cet effort s'opère, celui-ci s'altère de plus en plus, et si bien que, pour peu qu'il soit essentiel à la conservation de l'existence, la mort survient comme terme suprême de cette lutte d'une nature intelligente, mais impuissante. Singulière intelligence et nature vraiment médicatrice ! Ne voit-on pas, en suivant les idées vitalistes, que si cette bonne nature avait eu l'esprit de se tenir tranquille et de ne pas lutter, le malade ne serait pas mort très-probablement.

M. Chauffard, quoique vitaliste et naturiste, ne se laisse pas prendre à ces idées ; aussi arrive-t-il sans s'en douter bien près de l'organicisme. Il a beau vouloir établir que celui-ci ne peut pas concevoir la nature médicatrice, il sait bien le contraire, et qu'il n'est pas d'organicien qui ne sache parfaitement que l'organisme malade lutte en vertu de certaines lois, inhérentes à l'être vivant, contre les altérations qui tendent à compromettre ou à détruire la vie. Seulement, pour nous, il n'y a pas d'agent intelligent qui intervienne, et les lois ordinaires suffisent à expliquer les phénomènes qui se produisent dans le sens de l'*affection* et de la *réaction*.

Nous nous servons à dessein de ces deux expressions, parce que ce sont celles qu'emploie M. Chauffard pour expliquer l'action de la nature médicatrice. L'affection, c'est la maladie ; la réaction, c'est la nature médicatrice, et nous n'aurions rien à objecter si les explications ne venaient tout gâter et tout obscurcir. Pris entre les conséquences absurdes du vitalisme ordinaire et les explications organiciennes, dont il ne veut à aucun prix, notre auteur s'en tire comme il peut et fort mal. Nous n'avons ni le temps ni l'envie de citer le livre de M. Chauffard, et nous y renvoyons le lecteur. Plus heureux que nous, peut-être saura-t-il dégager la pensée intime de l'auteur, et comprendre « que la vie s'emploie tout entière à la réaction qu'elle organise ; « elle devient cette réaction elle-même, et doit s'appeler vie ou force « médicatrice. » D'où il suit que quand nous sommes malades, nous ne vivons plus que pour la maladie !

Les théories radicales de M. Chauffard sur la vie, sur son action, sur sa puissance, l'ont conduit aux conséquences les plus inattendues, et je ne sais, en vérité, qui pourra les accepter après lui. A ceux qui veulent tout comprendre, tout expliquer dans le sens vitaliste, les maladies virulentes viennent souvent présenter de bien graves objections ; notre auteur va jusqu'au bout. Qu'on n'aille pas croire que ces maladies sont, dans certaines circonstances, obligées et fatales en quelque sorte ; c'est une erreur, la vie les accepte ou les repousse à son gré ; la vie peut les modifier et les transformer ; la vie peut, quand elle le veut, les produire spontanément et sans infection nécessaire. Mais ici nous devons laisser la parole à notre auteur, on ne voudrait plus nous croire :

« ..... Son esprit conséquent exigeait une cause spécifique; il la « lui fallait à tout prix pour amener logiquement une maladie spécifi- « que. Et, en effet, cette exigence est légitime lorsqu'on supprime la « spontanéité de la vie dans ses modes soit hygides, soit morbides, « lorsqu'on croit qu'un virus, qu'une cause délétère quelconque en- « traîne directement la maladie par un mécanisme physico-chimique « plus ou moins connu. Les conditions sont singulièrement différentes « dès que la vie et la spontanéité nécessaire sont la raison suprême « de tous les actes vitaux. La maladie, c'est encore la vie, et les actes « morbides sont, avant tout, actes vitaux. *Dès lors il n'y a plus de « cause extérieure, virulente ou autre, qui produise par elle- « même et directement la maladie. L'économie conçoit, engendre « spontanément, c'est-à-dire par elle-même, la maladie. Elle peut « concevoir une maladie virulente, la morve ou tout autre . aussi « bien sous la provocation des causes communes que sous celle de « causes spécifiques* (1); *elle peut aussi résister et ne concevoir « nullement la maladie sous la provocation la plus formelle, com- « mune ou spécifique.* Elle demeure maîtresse de toutes ses manifes- « tations; les sollicitations extérieures ne sauraient la pousser à une « manifestation que si elle y consent, que si elle enfante en son sein « procréateur les manifestations auxquelles on l'appelle (p. 267). »

Et plus loin :

« Rarement il (notre esprit) peut évaluer une cause avec les don- « nées calculables et le genre de certitude que comportent les sciences « physiques. Quoique les occasions virulentes en approchent par suite « des caractères fixes de l'occasion à laquelle elles se rapportent, « elles restent néanmoins soumises aux déterminations intérieures, à « la vie qui peut les accepter, les modifier ou les refuser tout à fait (p. 301). »

Cette longue citation est tellement importante que nous avons cru

---

(1) Appliquez cela à la syphilis, et nous voilà revenus en plein seizième siècle, à l'époque où l'on croyait que la syphilis pouvait se transmettre par l'air, par les aliments, par l'haleine des personnes malades, même à travers les grilles d'un couvent ou d'un confessionnal!

devoir la rapporter tout entière; le lecteur voudra bien nous excuser.

Mais que penser, je le demande, d'une doctrine qui ne recule pas devant de pareilles conséquences et qui est forcée de s'appuyer sur de semblables principes ? Et notez bien qu'il n'en peut être autrement; dès que la vie est ce que M. Chauffard la fait, qu'on le veuille ou qu'on ne le veuille pas, on arrive à cette idée qu'elle est un être intelligent, construisant et dirigeant l'organisme, le menant à sa volonté, maître absolu de tous ses actes et de toutes ses actions, et, si on est logique, il faut absolument arriver jusqu'au système de Stahl.

Les vitalistes raisonnent à perte de vue sur la vie, et n'arrivent guère à rien prouver; quant à la mort, ils en parlent moins, et cela se comprend, car il leur est bien difficile de l'expliquer. Le plus logique de tous, Stahl, ne peut arriver à la comprendre, et pour moins que rien il dirait que c'est par une simple erreur que nous ne sommes pas immortels. A Montpellier, on a bien de la peine à s'expliquer la fin du principe vital, et M. Chauffard est tout aussi embarrassé. Une force ne saurait périr; que devient la force vitale quand l'individu meurt? où va-t-elle? en quoi se transforme-t-elle? comment se fait-il que son action puisse cesser? Notre auteur le dit lui-même : *Une force ne s'use pas*. Et il admet que par la génération cette force se transmet, et est ainsi perpétuée; « dès lors la vie n'a plus de raison « d'être dans l'individu qui l'a émise de son sein; ce qui en reste à « l'organisme n'est plus qu'un déclin, qu'une lente extinction.... Les « synergies fonctionnelles se dissociant peu à peu, l'unité se relâche, « la vie cesse enfin. Mais il n'y a pas là une vraie victoire des forces « physiques sur la vie; il y a restitution au monde inorganique d'un « organisme qui, continuant sa vie hors de lui, l'a frappée en lui. » Est-il nécessaire de s'arrêter à réfuter de semblables propositions, plus puériles encore qu'elles ne sont obscures? Et pouvons-nous mieux terminer notre critique des idées de M. Chauffard que par une telle citation ?...

IV.

Chaque fois que le médecin, lassé de vaines discussions, fatigué par des théories impuissantes ou creuses a voulu réagir contre la métaphysique médicale, il est forcément devenu *organicien*. De même que nous avons vu que les diverses opinions vitalistes n'étaient qu'une seule et même déduction d'un principe identique, de même nous devons faire rentrer dans l'organicisme tous les systèmes qui ont pris pour base de la médecine la lésion de l'organe malade. Méthodistes, iatro-mécaniciens, chimistes, humoristes, anatomo-pathologistes, etc., tous se rattachent à l'organicisme et se trouvent englobés dans cette doctrine, assez féconde pour les contenir tous et n'ayant, en somme, pour dernière expression, que la recherche par tous les moyens possibles, de la lésion morbide, son mode de production et le mode de traitement en rapport avec ces deux éléments. Hippocrate est aussi organicien qu'il pouvait l'être; Galien l'est bien davantage, l'école d'Alexandrie, les méthodistes, Asclépiade, Thémison, Boerhaave, Morgagni. les humoristes anciens et modernes, les chimistes, Stahl lui-même assez souvent, M. Mialhe, M. Poggiale; les physiologistes expérimentateurs et tous les esprits d'élite, tous ces hommes qui cherchent dans l'organisme, dans la lésion, dans l'application intelligente des lois de la nature l'explication des phénomènes morbides, tous peuvent être rangés parmi les organiciens.

Il y a quelques années, il fallait un certain courage pour s'avouer partisan de l'organicisme, et l'auteur de ces lignes sait trop bien ce qu'il lui en a coûté, dans un concours, pour avoir eu ce courage. C'était le moment où l'on avait retrouvé les fièvres essentielles et réédité la synoque; que dis-je, la synoque? Toutes les synoques, s'il vous plaît. Le langage médical s'émaillait de ces vieilles expressions si chères aux archéologues. Bref, de progrès en progrès, nous marchions tout droit vers le XVIIe siècle médical et avions beaucoup de chances pour ne pas nous arrêter en si beau chemin. Aujourd'hui les choses ont un peu changé de face, et il est permis, sans trop de danger, de faire sa profession de foi. D'ailleurs un homme d'un grand talent, justement estimé, d'une probité scientifique et d'une conviction à toute épreuve, M. le professeur Rostan, nous donne l'exemple, et il serait au moins honteux de ne point oser le suivre. Dans la troisième édition de l'*Organicisme* qui vient de voir le jour, non-seulement le savant professeur reste fidèle à tous ses principes, mais il les affirme de nouveau et les défend avec une énergie que l'âge n'a nullement affaiblie.

M. Rostan est justement orgueilleux de son œuvre et fier de l'impulsion qu'il a, pendant quarante années, donnée à la science. Il est pénible pour l'homme qui arrive à la fin de sa carrière, de reconnaître qu'il s'est trompé et que ses efforts n'ont abouti qu'à une stérile impuissance. Grâce au ciel, tel n'est pas le lot de M. Rostan, et il lui est bien permis de montrer avec une noble fierté les grands résultats obtenus par l'organicisme, en présence des résultats négatifs du vitalisme proprement dit.

« Les magnifiques découvertes qu'a faites l'école de Paris depuis « un demi-siècle, dit M. Rostan, les immenses progrès que cette école « a accomplis, le rang suprême qu'elle a conquis parmi toutes les « écoles sont dus aux principes dont nous exposons ici le résumé... « Ces lois sont si claires, si simples, si intelligibles, que chacun se « les assimile, pour ainsi dire, et se dirige d'après leur inspiration. « L'illustre auteur de l'*auscultation*, homme orthodoxe s'il en fut ja- « mais, se fût révolté à la qualification d'organiciste; eh bien! on ne « trouve pas dans tout son livre une seule proposition de vitalisme... « Son admirable ouvrage est entièrement expérimental... et quel plus « magnifique monument élevé à la gloire de l'école de Paris! Qu'on « nous cite un semblable chef-d'œuvre enfanté par le système vita- « liste!...

« Tout ce qui a été produit de grand, de fort, de durable, l'a été « sous l'influence des principes de l'organicisme; hors de ces principes « nous ne trouvons rien, rien que la stérilité la plus absolue, la plus « complète. C'est une chose remarquable que la nullité des travaux « enfantés sous l'influence de ces impuissantes illusions. Cela devait

« être. Il n'y a de fertile que la raison et de stérile que l'erreur. Il « n'en peut être autrement : avec de fausses prémisses, peut-on avoir « autre chose que de fausses conséquences? »

Ces assertions, le livre de M. Rostan en fournit la preuve dans toutes ses pages; et même on peut dire que ces lignes sont comme la philosophie de cet ouvrage remarquable. L'auteur, en effet, ne s'amuse pas à discourir et à raisonner à perte de vue, au risque de se perdre dans le vide, il montre à chaque instant tous les progrès obtenus par la méthode expérimentale et l'impuissance, l'inanité et le *statu quo* de la méthode contraire. L'observation, le phénomène visible, qu'est-ce que cela fait aux vitalistes; et c'est justement le reproche qu'ils adressent aux organiciens, de s'arrêter au phénomène visible; il est bien plus utile et instructif de discuter et de philosopher sur ce que l'homme n'a jamais pu saisir et ne comprendra sans doute jamais. Et, en somme, n'est-ce pas là toute la raison d'être du vitalisme? Passer à côté de ce qu'on voit sans en tirer aucun profit, et chercher au delà de ce qu'on ne peut ni voir ni comprendre. Le livre vitaliste de M. Chauffard roule presque entièrement sur cette erreur, que, pendant qu'il reproche à ses antagonistes de s'arrêter à ce qu'ils peuvent saisir, lui, au contraire, croit tout comprendre et n'est jamais embarrassé pour tout expliquer.

Les principes de l'organicisme sont exposés très-clairement par M. Rostan, et on peut les résumer dans la proposition suivante :

Il n'y a dans les maladies que des organes malades, et les troubles de ces organes, comme les actes physiologiques, obéissent aux lois ordinaires de la chimie, de la physique et de la mécanique, non point changées, mais modifiées par les propriétés inhérentes à l'organisme vivant. Tenir d'abord un très-grand compte de ces propriétés, et voir ensuite comment elles agissent sur les lois ordinaires de la matière, comment elles peuvent les influencer et les modifier, telle est, en un mot, toute la science pathologique, d'où découle nécessairement la science thérapeutique. L'organicisme repose surtout sur ces deux propositions, que M. Rostan met souvent en relief, à savoir :

1° Que *la vie* est un *résultat* et non pas un *principe*, et qu'en dehors de l'organisme et de ses lois, il n'existe point un principe abstrait et intelligent présidant aux fonctions vitales et les dirigeant;

2° Que la matière animée n'est pas douée de propriétés spéciales, autres que celles de la chimie et de la physique générales, plus ou moins modifiées par les propriétés vitales des organes et des tissus; ces dernières étant non pas des êtres abstraits, comme Bichat a cherché à l'établir, mais seulement le résultat de l'organisation.

Cette dernière proposition ne sera peut-être pas admise sans conteste; elle est cependant aussi fondamentale que réelle. La circulation du sang, quoi qu'on en dise, se fait dans le système circulatoire à peu près comme dans une pompe et ses tuyaux; les seules différences tiennent à ce que ces tuyaux, étant vivants et doués de propriétés spéciales, ne se comportent pas comme des tubes inertes, et viennent ajouter leur action propre à celle du cœur pour concourir au même but : la circulation. La pesanteur s'exerce sur le corps vivant comme sur un corps inerte, avec cette seule différence que les propriétés des divers tissus la contrebalancent, l'annihilent même dans certains cas ou seulement la diminuent, etc., etc.

Étant bien connues les propriétés des tissus, étant bien connues les lois de la chimie et de la physique ordinaires, il doit arriver un jour où la science pourra se rendre compte de tous les phénomènes physiologiques et pathologiques, les tenir en quelque sorte dans sa main, en déterminer toutes les lois, les prévoir et les empêcher de se produire ou de progresser quand la chose sera possible.

M. Rostan a exposé, à la fin de son ouvrage, sous forme d'*aphorismes*, une série de propositions qui en sont le résumé et qui montrent, en quelques pages, tout ce qu'il y a de vrai et de fécond dans son système; nous y renvoyons le lecteur, et nous ne saurions trop l'engager à méditer longuement sur toutes ces propositions; il est impossible qu'il ne sorte pas convaincu de cette lecture aussi attrayante qu'instructive.

Chacun sait comment l'anatomie pathologique, après avoir joui d'une extrême faveur, quoique toujours heureusement cultivée, a été plus tard accusée d'impuissance et honnie en quelque sorte. Il est certain qu'on a beaucoup trop demandé à cette partie de la science, et que ses adeptes ont promis en son nom plus qu'ils n'étaient en mesure de tenir. Ce n'est pourtant pas une raison pour la rejeter systématiquement ; elle est une des fortes colonnes de la vraie science et de l'organicisme en particulier. M. Rostan en est convaincu plus que personne, et il s'applique avec un soin extrême à montrer toutes les ressources de l'anatomie pathologique et tout ce qu'on est légitimement en droit d'attendre d'elle.

Les vitalistes et tous les ennemis de l'organicisme n'ont pas manqué de se prévaloir de la prétendue impuissance de l'anatomie pathologique; M. Rostan n'hésite pas à relever cette accusation aussi grave qu'injuste. Si l'anatomie pathologique n'a pas donné plus qu'elle ne l'a fait, nous tâcherons de dire pourquoi lorsque nous exposerons nos propres idées; mais même dans l'état actuel de la science, il n'y a pas de proposition plus fausse que celle qui dénie sa légitime influence à l'anatomie pathologique, et comme le dit le savant professeur, « c'est à l'anatomie pathologique que nous devons de marcher « avec assurance dans le traitement des maladies. Nier qu'elle ait eu « cette influence, c'est nier le progrès de l'art, c'est nier que les tra- « vaux des Bonet, des Valsalva, des Morgagni, des Senac, des Portal, « des Corvisart, des Bayle, des Laennec et de beaucoup d'auteurs vi- « vants (1) aient eu aucune influence sur le traitement des maladies... « Dire que l'anatomie pathologique a éclairé le diagnostic des maladies « depuis près d'un siècle, c'est avancer un fait si évident que son énon- « ciation est presque une trivialité. Dire que le diagnostic des maladies « est la plus sûre base de leur traitement, que pour combattre une ma- « ladie il faut la connaître, c'est énoncer une vérité si simple qu'on « éprouve quelque pudeur à l'émettre. »

Cela n'empêche pas M. Rostan, dans son impartiale justice, de reconnaître que beaucoup de maladies existent sans lésions anatomiques actuellement appréciables, les maladies nerveuses en particulier. Mais aussi qu'on nous dise ce qu'est le traitement de ces maladies, s'il

---

(1) Pourquoi ne les nommerions-nous pas ces auteurs vivants? Pourquoi ne pas mettre en relief à côté de leurs devanciers, les noms de MM. Andral, Cruveilhier, Barth, Bouillaud Piorry, etc., etc., et, au premier rang, celui de M. Rostan lui-même?

présente quelque certitude et sur quoi il est basé. On pourrait presque soutenir que là où l'anatomie pathologique manque, la science fait entièrement défaut.

Nous ne pouvons pas suivre M. Rostan dans tous les développements où il entre, il nous suffira de dire qu'à notre sens il a assis très-solidement l'organicisme et n'a laissé sans réfutation aucune objection sérieuse. Et cependant qu'il nous permette de lui adresser un reproche en finissant.

Est-ce bien un reproche? Non, assurément; le respect que nous portons au savant célèbre et au maître vénéré ne nous le permettrait pas; l'excuse que pourrait invoquer M. Rostan ne nous le permettrait pas davantage. M. Rostan n'est plus jeune, et bien que ses convictions soient toujours aussi fermes et aussi vivaces, bien qu'il les développe avec la même loyauté, on sent cependant en lisant son livre qu'il manque là quelque chose; cette troisième édition en un mot est trop semblable aux précédentes; la science marche toujours, et elle a beaucoup marché dans ces dernières années, apportant un grand nombre de faits et d'arguments en faveur de l'organicisme. M. Rostan, plus jeune de vingt ans, eût complété son œuvre en la grandissant, en lui donnant de nouveaux horizons plus féconds et plus vastes. Pourquoi n'a-t-il pas songé à s'adjoindre, pour atteindre ce but, quelque jeune savant qui eût ajouté, sous l'inspiration de l'auteur, les développements nécessaires et assez importants pour faire du traité de l'organicisme, non pas une troisième édition, mais un livre vraiment nouveau et complet ?

« La tombe va bientôt se fermer sur moi, » dit M. Rostan, lassé et presque découragé. Non, cher maître, vous vivrez, je l'espère, longtemps encore, assez longtemps pour voir triompher vos idées; et peut-être, à mon tour, verrai-je mon désir se réaliser! Vous qui commencez à vous désintéresser des misères d'ici-bas, jetez autour de vous un regard calme et impartial, et voyez si le spectacle est fait pour désespérer! Regardez le navire de la science, il enfle majestueusement ses voiles, et, bien qu'il avance avec une certaine lenteur, il n'en marche pas moins sûrement, et son sillon, profondément creusé, n'en est que plus durable. Cherchez bien; le pilote est un homme de progrès et ses regards sont tournés vers l'avenir ; les matelots connaissent tous le passé ; mais ils savent que, s'il a produit de grandes choses, il a été infécond sur beaucoup d'autres, et que la science doit chercher de nouvelles voies. Quand arrivera-t-il au port, ce navire qui porte avec lui les destinées de l'humanité future? Nul ne saurait le dire, pas plus qu'on ne pourrait dire quelles tempêtes le ballotteront sur les flots, quelles avaries il aura à subir ; mais il arrivera, soyez-en bien certain, il arrivera sain et sauf. La science médicale moderne, l'organicisme, l'expérimentation sont embarqués sur ce navire ; souhaitons-leur un vent propice et une heureuse traversée.

Ce qui vous désespère, cher maître, c'est ce qui désespère tous les bons esprits ; c'est cette lutte perpétuelle entre la raison et le sentiment, entre ce qui est réellement et ce que l'on souhaite, entre l'expérience et le faux raisonnement ; lutte impie dans les sciences autant que ridicule et stérile. C'est toujours le vieux monde luttant contre le monde nouveau, et, si je puis le dire ici, la foi aux prises avec la raison. La science ne connaît pas la foi, et elle ne doit point la connaître ; la science cherche froidement, tranquillement, sans inquiétude, sans trouble, et enregistre ses découvertes quelles qu'elles soient. La démarcation d'ailleurs se tranche de plus en plus. Que dis-je? Elle est désormais si complètement tranchée qu'il n'est plus au pouvoir de personne de la combler. La science de l'avenir marchera éclairée par ce seul phare qu'on nomme *le Progrès*, et il est si brillant et si lumineux que tous les souffles de l'ancien monde seraient impuissants à l'éteindre ou seulement à le voiler.

V.

Il n'y a pas de savant, je ne dis pas seulement en France, mais en Europe, pour les travaux duquel je professe une aussi grande estime, que pour ceux de M. le professeur Claude Bernard. Et comme chez qui, selon ceux qui le connaissent (et nous avons le regret de n'être pas du nombre), l'élévation du caractère est au moins au niveau de son immense talent, la médecine française doit être justement fière de le compter parmi ses adeptes. — Esprit profond, chercheur ingénieux, expérimentateur d'une habileté incontestée, et avec tout cela homme d'une science et d'une érudition très-vastes; il était impossible que M. Cl. Bernard ne recherchât pas la vérité à l'aide des bonnes méthodes scientifiques, et qu'il allât s'égarer dans les vaines et infécondes spéculations de la métaphysique médicale et de la scolastique. Chaque fois qu'il en trouve l'occasion, il ne manque pas de s'élever contre ces vieilles doctrines que rien ne saurait rajeunir; mais la meilleure réfutation qui s'en puisse donner, c'est justement l'œuvre entière de M. Claude Bernard, sa méthode d'investigation, ses recherches, et ses expériences si concluantes et si nombreuses, et enfin la conséquence qui doit en découler quelque jour.

M. Bernard a compris et il enseigne que la science des corps vivants ne repose pas sur d'autres bases que celle des corps bruts; — que la matière animée présente deux sortes de phénomènes, ceux qui sont propres à l'organisme vivant et ceux qui lui sont communs avec toute matière organisée ou non; — que ces deux ordres de phénomènes sont intimement liés; — que les phénomènes vivants sont toujours mis en jeu par les autres, et que c'est à bien démêler la part des uns et des autres, à en bien saisir la cause et la liaison que doit principalement s'appliquer celui qui veut se rendre compte de la machine vivante et en comprendre le mécanisme, soit à l'état physiologique, soit à l'état pathologique. Car, pour M. Bernard comme pour nous, celui-ci n'est que la déviation de celui-là. Il n'y a point un état particulier, spécial de l'organisme qui serait la maladie, il y a seulement un trouble dans les lois qui président à l'état physiologique, trouble qui se manifeste par une lésion des organes, appréciable ou non à nos moyens d'investigation et par une altération plus ou moins considérable des fonctions. Aussi M. Bernard regrette-t-il, et avec raison, ces vieilles dénominations de physique animale et végétale qu'on donnait autrefois à la physiologie; car si jamais on peut arriver, et on y arrivera, à bien reconstituer cette branche de la physique, on aura la clef des phénomènes vivants, non-seulement à l'état de santé, mais aussi à l'état de maladie.

Il y a dans tout être vivant trois ordres de matières : 1° des matières minérales se ramenant toutes à quatorze corps simples aujourd'hui bien connus; 2° des matières organiques, mais non organisées : les unes azotées, les autres qui ne le sont pas, dissoutes en grande partie dans les liquides de l'organisme. — Ces deux parties constituent le milieu dans lequel vit la troisième espèce de matière, c'est-à-dire : 3° des éléments anatomiques ou organiques, cellules et fibres, présentant en général des formes déterminées, solides par conséquent, sauf peut-être ce qu'on appelle le proto-plasma.

« L'action de la vie donne lieu à trois ordres de phénomènes : d'abord des phénomènes physiques et des phénomènes chimiques, qui se passent là comme ils se passeraient autre part dans la nature brute et qu'on ne doit pas considérer *comme opposés à la vie et sans cesse en lutte avec elle,* mais au contraire comme concourant à sa manifestation; — puis des phénomènes vitaux propres aux êtres vivants, et qui ne se produisent que là. »

On voit qu'il y a loin de là aux idées vitalistes et animistes dont nous nous sommes occupés précédemment; combien la distance est plus grande encore, combien la différence est plus tranchée quand on suit attentivement les recherches du professeur du collége de France et de la Sorbonne. Il est impossible de fournir des démonstrations plus claires, plus lumineuses, et, quand on sort de la lecture de ces livres presque mystiques et souvent inintelligibles qu'enfante le vitalisme, on ne saurait dire quelle joie on éprouve à retrouver cette parole nette, claire et précise, ces raisonnements invincibles et ces déductions logiques jusqu'à l'évidence. Pour être juste cependant, rendons à un mort illustre, qui fut un très-grand médecin, la part de gloire qu'on ne saurait lui dénier : celle de M. Bernard n'en sera nullement amoindrie. Broussais avait entrevu en grande partie ce que M. Bernard parviendra à établir, il avait compris les mêmes choses, et peut-être eût-il trouvé la vérité tout entière si, au lieu d'être médecin, il n'eût été que physiologiste, et si l'esprit de système, en l'entraînant beaucoup trop loin, ne l'eût promptement égaré.

Car la médecine organicienne complète, celle que nous croyons entrevoir, celle-là ne sera jamais un système, tout au contraire, et nous pouvons dire avec M. Bernard : « Le but que nous poursuivons, c'est d'appliquer à la médecine les principes de la méthode expérimentale. Ce n'est donc pas un nouveau système de médecine que nous venons vous proposer, c'est au contraire la négation de tous les systèmes. Le triomphe de la médecine expérimentale aurait pour résultat de faire disparaître de la science toutes les vues individuelles pour les remplacer par des théories impersonnelles et générales solidement établies sur les faits, et qui n'en seraient, comme dans les autres sciences, qu'une coordination régulière. »

On a été longtemps plus qu'injuste à l'égard de Broussais, mais qui oserait nier aujourd'hui que la polémique puissante du grand réformateur, la lucidité de son esprit, sa critique fine et brutale tout à la fois, et, par-dessus tout, son grand tact médical n'aient, en déblayant le terrain, ouvert la voie à la véritable science médicale ?

M. Bernard est actuellement en train de développer ses idées sur la médecine proprement dite et d'indiquer les expériences sur lesquelles il s'appuie. Nous regrettons vivement de ne pas connaître exactement ses principes, mais on peut en quelque sorte les déduire des leçons précédentes et surtout de celles qu'il a faites l'année dernière sur les phénomènes vitaux.

A l'encontre de ce que disent beaucoup de physiologistes, M. Bernard pense que les expériences doivent autant que possible être faites sur les animaux d'un ordre supérieur, sur les vertébrés principalement, car si les animaux les plus inférieurs possèdent, à la vérité, toutes les propriétés de l'être vivant, elles sont tellement disséminées qu'il est très-difficile et presque impossible de les saisir et de les isoler. C'est tout le contraire chez l'animal supérieur, grâce aux procédés très-ingénieux qu'emploie M. Bernard. D'ailleurs, suivant une vieille idée toujours juste, l'animal élevé dans l'échelle des êtres représente et résume les animaux inférieurs.

M. Bernard établit « que toutes les manifestations de la vie sont attachées exclusivement aux parties élémentaires des corps vivants : ce sont les *éléments anatomiques ou organiques*, cellules ou organismes élémentaires comme on voudra. Chaque organe a sa vie propre, son autonomie; il peut se développer et se reproduire indépendamment des tissus voisins. » C'est donc dans ces éléments qu'il faut aller chercher la clef des phénomènes vitaux; c'est là qu'il faut descendre pour bien comprendre la physique vivante et probablement aussi la pathologie (1).

A côté de ces éléments se trouvent leurs milieux physiologiques tant intérieurs qu'extérieurs dont il faut tenir le plus grand compte et qui sont d'une importance capitale au point de vue des fonctions vitales; mais cette influence n'est réellement efficace que si elle s'exerce directement sur les éléments organiques.

M. Cl. Bernard étudie les diverses propriétés vitales des tissus, et il reconnaît que si chaque tissu élémentaire présente des propriétés différentes, tous cependant sont doués d'une propriété particulière, *l'irritabilité*. Aussi l'irritabilité paraît-elle être le caractère vital essentiel de la matière organisée; elle est la propriété des seuls éléments; elle disparaît par la mort. — Brown, comme on le voit, et Broussais avaient entrevu une grande partie de la vérité, sans en bien saisir pourtant ni la véritable portée ni toute la signification. Car malheureusement Brown et Broussais étaient des systématiques, et ils ne voulaient tenir compte que d'un seul des éléments d'une question très-complexe.

Avant eux, Haller, Tiedeman, Virchow s'étaient occupés de ce point important; mais celui qui l'avait le mieux étudié et avec le plus de sagacité, c'était Glisson au XVIIe siècle. M. Bernard lui rend pleine justice et met en relief les découvertes du vieux physiologiste. « Glisson (1672) est le premier qui attribua aux animaux une force spéciale dé-

(1) Déjà, avant le professeur français, ou en même temps que lui, un célèbre anatomiste allemand, Virchow, avait développé des idées analogues et il en a fait la base d'un ouvrage plein d'intérêt, *la Pathologie cellulaire*. Malheureusement la science n'est pas encore assez avancée pour arriver à une pareille synthèse. L'ouvrage de Virchow restera comme point de départ, comme une vue très-élevée de la vraie médecine, mais sur le plus grand nombre des points, même après *la Pathologie cellulaire*, on peut dire que la véritable science médicale est encore à fonder.

terminant les mouvements organiques. Il appela cette force *irritabilité,* parce qu'elle était mise en activité par des influences extérieures, diverses, qu'il nommait *causes irritantes,* et qui manifestaient ainsi les propriétés des corps organisés. Glisson attribua à toute matière vivante la faculté d'irritabilité, c'est-à-dire une aptitude particulière à percevoir les causes irritantes avec une tendance à réagir contre elles par des mouvements qu'il considérait en général comme des contractions. »

M. Claude Bernard adopte à peu près les idées de Glisson, et voici comment il résume lui-même ce point important de ses recherches :

« Ainsi, pour nous résumer, on est arrivé aujourd'hui à considérer l'irritabilité comme le caractère essentiel de la matière vivante. S'il y a encore quelques dissidences d'opinions, elles sont peu importantes, et tout le monde s'accorde au moins pour reconnaître deux choses comme indispensables à la manifestation des phénomènes vitaux :

« 1° Une organisation et des propriétés données par cette organisation, c'est-à-dire une matière vivante. Les forces inhérentes et spéciales à cette matière vivante ne peuvent évidemment lui venir de la matière brute; elles sont un résultat de l'organisation.

« 2° La matière vivante ne manifesterait jamais ses propriétés, si le milieu qui l'entoure ne lui en donnait l'occasion par des excitants spéciaux, qui constituent des conditions extérieures à la partie excitée.

« La théorie de l'irritabilité comprend ces deux éléments, et toutes les fois que nous voudrons analyser un certain ordre de phénomènes, nous nous attacherons à faire ressortir parallèlement ces deux conditions.

« On peut dire que l'irritabilité est de trois espèces, car nous avons déjà reconnu avec Virchow l'irritabilité fonctionnelle et l'irritabilité nutritive, qui comprend l'irritabilité de développement, et il faut y ajouter les irritants toxiques ou anomaux. »

Le professeur fait jouer à ces derniers un rôle très-important dans toutes ses recherches.

M. Claude Bernard étudie ensuite avec sa sagacité habituelle les propriétés des tissus organiques élémentaires. Nous n'avons pas à le suivre dans des développements qui nous entraîneraient beaucoup trop loin de notre sujet; il nous suffit d'avoir indiqué comment M. Bernard comprend la vie et ses phénomènes, et d'avoir fait deviner, plutôt que montré, tout ce qu'il y a de fécond dans les idées de l'éminent professeur de physiologie.

En médecine proprement dite, M. Bernard n'accepte, pour comprendre et expliquer les phénomènes morbides, que l'*expérimentation* sur les animaux vivants (1). Nous sommes autant que possible de cet avis, et très-incontestablement là est l'avenir de la médecine. Nous savons déjà ce que cette idée a produit entre les mains de notre expérimentateur; nous le saurons mieux dans quelques mois, quand ses leçons seront terminées. Jusqu'ici (mais ce que je vais dire n'est peut-être pas fondé), je crains que M. Bernard ne passe un peu à côté de la question ou qu'il ne la voie pas tout entière; peut-être à l'encontre de Broussais va-t-il être trop physiologiste et pas assez médecin. Nous craignons qu'en ne considérant que l'action des poisons soit sur les éléments organiques, soit sur l'organisme tout entier, on n'ait pas le problème complet, mais seulement une partie du problème, et qu'on laisse trop de côté la part si capitale qui revient, dans la production et la marche des maladies et des lésions organiques, aux phénomènes très-importants de la physique et de la chimie.

Mais encore une fois nous ne connaissons pas au juste toute la pensée de M. Claude Bernard; nous nous exposerions à lui prêter des idées qui ne sont pas les siennes. Attendons patiemment, et pour moi je suis sûr que les leçons du collége de France seront, pour la médecine, d'une utilité incontestable et d'une très-grande fécondité. Il nous

(1) Ce n'est pas le moment de revenir sur les vivisections; nous devons dire pourtant que non-seulement nous les croyons utiles, mais encore indispensables aux progrès de la médecine et que, sans elles, on s'expose à rester indéfiniment dans le vague et dans l'ignorance des phénomènes physiologiques et pathologiques. Il est toujours cruel de sacrifier des êtres vivants et de les faire souffrir, mais l'intérêt de l'humanité exige ce douloureux sacrifice et on ne peut demander à l'expérimentateur que de ne point se livrer à des recherches inutiles, ou sans but déterminé, ou déjà suffisamment éclairées par ses prédécesseurs.

semble aussi qu'il reste à M. Claude Bernard une grande œuvre à accomplir, et qui très-certainement doit faire partie de son programme. C'est, lorsque le moment sera venu pour lui, de coordonner toutes ses idées, d'en faire un vrai corps de doctrine et d'établir, d'une manière telle que nul désormais ne puisse la nier, la véritable base de la médecine, la marche et l'enchaînement des divers phénomènes morbides, leur cause, leur raison d'être et les déductions thérapeutiques certaines, que de semblables prémisses ne peuvent manquer de contenir.

Il ne nous reste plus, pour terminer cette critique, que d'exposer nos propres idées, et nous prions le lecteur de nous accorder encore quelques instants d'attention.

VI.

Il n'est plus nécessaire que nous disions de quel côté sont nos sympathies et nos aspirations scientifiques; nous n'avons pas déguisé notre pensée, et chacun a pu la voir bien à nu. Peut-être même notre critique a-t-elle été un peu vive; on nous le pardonnera, je l'espère. Autant je crois qu'il faut avoir de ménagements pour les hommes (et en réalité je n'ai combattu que des amis ou tout au moins des confrères que j'aime et que j'estime), autant je suis convaincu que la science ne s'accommode ni des tempéraments, ni des complaisances. Il lui faut des convictions vives et des confessions sincères; quand on l'aime, on doit l'aimer jusqu'au bout et lui tout sacrifier. *Amicus Plato, sed magis amica veritas.* Nous sommes sûr d'avoir en ceci l'approbation de nos antagonistes et de M. Chauffard en particulier, au talent et au caractère duquel nous rendons toujours avec bonheur le plus complet hommage. — Donc je suis organicien, et je dois dire maintenant, à mon tour, comment je comprends l'organicisme et ce que j'en attends.

Aucun phénomène dans la nature, dans les corps organisés ou inorganiques, ne se produit sans qu'une cause matérielle ou appréciable n'ait présidé à son développement. Les idées mystiques, les puissances occultes, l'intervention divine ou diabolique, le hasard, etc., ont fait leur temps; on n'en veut plus, on n'y croit plus, à moins qu'on ne soit un sot ou un fourbe et, dans tous les cas, un homme d'un tempérament tout contraire à celui des savants (1). De même dans la machine humaine, soit à l'état physiologique, soit à l'état pathologique, tout phénomène qui se produit a une cause déterminable et appréciable. Arrière les explications banales qui n'expliquent rien; arrière toutes ces raisons dont les enfants seuls peuvent encore se contenter; pour nous, aujourd'hui, il faut avouer ingénument que nous savons ou que nous ne savons pas, et, dans ce dernier cas, chercher jusqu'à ce que nous ayons trouvé, et ne nous décourager jamais quelle que soit la difficulté de la recherche. Mais ne nous payons pas de mots, c'est ce qui peut arriver de pire; notre paresse seule en peut être satisfaite; soyons convaincus qu'un problème étant bien posé et franchement accepté, il arrivera toujours un moment où la solution en sera trouvée. Mais, au contraire, comment la trouverait-on si on ne la cherchait pas?

Prenons un exemple pour bien préciser notre pensée. Mais d'abord n'oublions pas que pour nous, comme pour M. Bernard, comme pour tout homme sérieux, il y a dans la machine humaine deux ordres de phénomènes; des phénomènes vitaux, ou mieux organiques, et des phénomènes physico-chimiques; que ces deux ordres de phénomènes sont tantôt isolés et le plus souvent intimement unis, et que les uns et les autres obéissent à des lois analogues à celles de la matière brute, qu'ils sont appréciables et jusqu'à un certain point mesurables. Soit donc une inflammation du poumon, une pneumonie.

Nous supposons qu'elle vient de se manifester et que la lésion organique qui occupe le lobe moyen du poumon droit a à peine quelques millimètres d'étendue. Désormais cette lésion, avec ses retentis-

(1) Les temps ne sont plus où l'on croyait que l'eau montait dans les tuyaux d'une pompe parce que *la nature avait horreur du vide.* Si l'on nous donne encore trop souvent des explications de cette force, au moins a-t-on le soin de les entourer de mots pompeux et ayant une apparence scientifique.

sements locaux et généraux, constitue toute la maladie; l'auscultation nous l'a montrée et nous avons pu la mesurer. Le lendemain, nous constatons que la lésion s'est étendue dans tous les sens; le surlendemain, elle a marché seulement en haut ou en bas, à droite ou à gauche. Nous sommes tout fiers de notre science et nous nous en contentons. Enfin un beau jour le mal s'arrête, *nous avons guéri le malade;* ou bien, au contraire, le mal a marché jusqu'à ce que le malade soit mort, *ce que nous avions prévu.* Dans les deux cas, nous nous enorgueillissons de notre science et nous sommes satisfaits; nous n'en demandons pas davantage.

Eh bien! il me semble, en vérité et en toute humilité, que nous nous contentons de bien peu, de trop peu. Pourquoi le malade a-t-il guéri? pourquoi est-il mort? nous n'en savons rien. Pourquoi notre traitement a-t-il été efficace et pourquoi ne l'a-t-il pas été? même ignorance; et, si nous sommes de bonne foi, pouvons-nous affirmer que nos remèdes aient été utiles, que le mal ne se serait pas guéri et même mieux guéri sans nous qu'avec notre intervention? Je sais bien qu'il nous reste la ressource d'invoquer dans nos explications le tempérament, l'état organique général, la constitution médicale, la cause trop intense du mal, etc.; mais ce sont justement là les mots dont je voudrais bien qu'on ne se contentât plus. Si le mal a marché, c'est qu'il y avait une raison pour qu'il marchât; s'il s'est étendu à droite plutôt qu'à gauche, c'est qu'il devait matériellement le faire et qu'il ne pouvait faire autrement; s'il s'est limité et arrêté, c'est qu'il devait se limiter et s'arrêter; si le malade est mort, c'est qu'il y a eu des raisons matérielles et appréciables pour cela. Lesquelles? *that is the question.*

Cherchons bien, nous trouverons peut-être. Et comment chercher? A l'aide de ce que M. Cl. Bernard appelle l'*expérimentation*, ce que nous pouvons encore appeler l'*anatomie pathologique*, ou mieux la *physiologie pathologique*. Pauvre anatomie pathologique si encensée d'abord et si tombée depuis! Ce n'est pas sa faute cependant, et elle est bien encore et elle restera la clef de voûte de la vraie science médicale; mais il faut savoir s'en servir, ne lui demander que ce qu'elle peut donner, et surtout l'interroger à chaque heure et à chaque instant, et non pas à ce moment seulement où elle ne peut plus répondre que par un langage inintelligible ou trompeur.

Un homme meurt d'une maladie; trente heures après environ, on ouvre son corps et on note très-scrupuleusement les lésions matérielles qu'il présente. C'est ainsi que se fait d'ordinaire l'anatomie pathologique. Mais combien n'est-elle pas incertaine et surtout insuffisante! Cette lésion que vous observez actuellement, qui vous dit qu'elle est bien ce qui existait au dernier moment de la vie? qui vous dit qu'elle ne s'est point, en grande partie, amoindrie ou effacée au milieu du travail de décomposition qui détruit la machine humaine réduite à l'état de corps inorganique? ou bien, au contraire, qui vous dit qu'il ne s'y ajoute pas des éléments nouveaux ou autres, toujours par le fait de la décomposition? Cela est d'ailleurs extrêmement probable, et dès lors l'altération anatomique que vous observez n'est pas la véritable altération qui existait pendant la vie, et par laquelle le malade a succombé.

Mais admettons même que la lésion n'a pas changé, n'a subi aucune modification, et que nous avons bien saisi la nature sur le fait, qu'avons-nous alors devant les yeux? Le dernier terme d'une proposition; le dernier chaînon d'une chaîne dont toute la portion supérieure nous manque. Or, cela ne peut nous enseigner que bien peu de chose. Comment conclure de ce dernier terme anatomique à toutes les modifications fonctionnelles, à tous les symptômes qui ont passé sous nos yeux? Nous ne le pouvons plus, car trop d'intermédiaires nous manquent. Nous ne le pourrions qu'à une condition : il faudrait, à chaque nouveau symptôme, à chaque nouvelle modification de symptôme, pouvoir ouvrir le corps du malade et voir quelles altérations nouvelles a subi l'organe malade, d'où sont venues ces altérations, quelle est leur cause matérielle et leur enchaînement.

Il est bien vrai que, dans les maladies semblables, la mort ne se fait pas toujours au même moment, et que, par suite, on a l'occasion d'observer plusieurs degrés intermédiaires. Mais combien aussi n'en manque-t-il pas que l'on ne peut deviner, car dans les sciences il faut observer et voir d'abord; on déduira ensuite si l'on peut. Il faudrait donc, disais-je, pouvoir ouvrir les corps malades à chaque instant, et observer ainsi sur le vivant, autant que possible, les lésions matérielles au fur et à mesure qu'elles se produisent, pour les comparer aux altérations fonctionnelles. Cela est impossible chez l'homme, et ne pouvant pas prendre la difficulté de face, il faut la tourner.

La pathologie comparée serait, pour cela, d'une importance capitale, elle est malheureusement trop négligée jusqu'à ce jour. Toutes les maladies (et elles sont nombreuses), communes à l'homme et aux animaux, devraient être étudiées jour par jour, heure par heure, dans le sens que j'indique en ce moment. Chaque fois que cela se pourrait, il faudrait créer les maladies de toutes pièces, afin de pouvoir les suivre depuis le point initial jusqu'à leur terminaison. Chaque fois que cela serait impossible, on devrait expérimenter sur un certain nombre d'animaux, à peu près dans les mêmes conditions d'âge, de force, de tempérament, etc., etc. Les vétérinaires sont mieux placés que les médecins pour entreprendre de semblables recherches, et il en est parmi eux un certain nombre suffisamment instruits pour les mener à bonne fin. Nous faisons donc appel à leur science et leur promettons une ample et riche moisson.

Ainsi se constituerait la véritable anatomie pathologique, et celle-là serait fertile en résultats et en déductions. A l'aide de cette anatomie, on éclairerait complétement la physiologie pathologique, on aurait la clef de tel ou tel symptôme, on saurait pourquoi ceci arrive, tandis que cela n'arrive pas, et je ne doute point que l'on ne parvînt ainsi à fonder une physiologie pathologique nette, claire et féconde en résultats d'une importance capitale; car, nous le répétons, en pathologie comme en physiologie, si l'on observe tel phénomène, c'est parce qu'il devait arriver et qu'il ne pouvait arriver autrement. Et si nous ne saisissons pas la relation de la cause à l'effet, ou bien c'est parce que nous ne savons pas voir, ou bien c'est que nous ne savons pas encore assez pour bien voir.

Toutes ces recherches pourraient et devraient être éclairées par les lois ordinaires de la chimie; celle-ci donnerait la clef d'une foule de réactions qui ne se passent pas dans nos tissus autrement que dans nos laboratoires; la physique expliquerait également par ses lois ordinaires un grand nombre d'autres phénomènes produits par l'électricité, la lumière, la pesanteur, l'hydraulique, etc. Nous arriverions de la sorte à suivre une maladie pas à pas, à en comprendre parfaitement le mécanisme, à en prévoir la marche et l'évolution, et très-probablement à l'enrayer. Tandis qu'aujourd'hui nous en sommes réduits à faire de l'empirisme plus ou moins scientifique, le traitement des maladies deviendrait rationnel; nous saurions non-seulement comment et dans quel sens peuvent agir les médications, nous saurions encore d'une manière exacte et ce que nous devons faire et ce que nous devons éviter.

Qnelques-uns diront que c'est là une utopie irréalisable; nous ne le croyons pas, et nous essayerons de le démontrer plus tard, car ceci n'est guère qu'un exposé de nos opinions. D'autres nous objecteront que nos idées sont fausses, car nous laissons sciemment de côté une foule d'éléments inappréciables à tous nos moyens d'investigation, la constitution médicale, l'état des forces, les tempéraments, l'idiosyncrasie, l'hérédité, etc. C'est que tout simplement nous ne croyons pas à toutes ces causes en tant que causes occultes insaisissables. Il y a là beaucoup plus de mots que d'idées, et nous n'aimons guère les mots qui ne désignent rien et qui ne servent qu'à couvrir d'une étiquette menteuse notre ignorance ou notre paresse. Sans doute, toutes ces causes existent, mais elles ont leur raison d'être et peuvent être expliquées. Cherchons, cherchons, nous finirons par trouver, c'est le cri de ralliement de toutes les sciences; soyons donc une fois de vrais savants.

Si nous voulions prendre et analyser à fond l'observation de clinique médicale la mieux faite, il nous serait trop facile de montrer notre ignorance sur tous les mouvements intimes qui se passent dans le corps malade, nous verrions que nous ne savons en aucune façon, dans la plupart des cas, la raison des phénomènes morbides; que, scientifiquement, nous ne saurions ni les prévoir, ni les expliquer, et que nous ne savons pas davantage comment agissent les diverses médications que nous pouvons mettre en usage. Nous verrions aussi, ce qui est plus fâcheux encore, que nous ne cherchons presque jamais à nous rendre compte des divers éléments de ce problème.

Je ne voudrais pas cependant qu'on allât conclure de mes paroles que la science médicale est une science nulle et vaine; rien ne serait plus loin de ma pensée. Je l'ai dit en commençant, la science médicale est en train de se former, elle a fait dans ces dernières années, elle fait tous les jours des progrès considérables. Grâce à de nouveaux moyens d'exploration, le diagnostic a acquis une certitude absolue; les recherches d'anatomie pathologique nous ont permis de poser le plus souvent un pronostic certain; les questions étiologiques s'éclairent tous les jours; seule peut-être, au moins chez nous, la thérapeutique n'a pas suivi une marche également ascendante; sans accorder à la *tradition médicale* l'importance exagérée que quelques médecins lui attribuent, nous avons cependant largement profité de l'expérience de nos devanciers, et notre siècle peut opposer aux noms les plus illustres des noms entourés d'une véritable auréole de gloire. En somme, les résultats sont extrêmement satisfaisants.

Il ne s'agit plus aujourd'hui que de transformer l'art médical en science véritable; voilà toute ma pensée, et je crois le moment venu pour cette grande transformation. Mais, encore un coup, pour atteindre ce but si désirable, il faut modifier toutes nos habitudes scientifiques et descendre au fond des choses au lieu de nous arrêter à la surface; ne pas nous contenter du fait seulement, mais en chercher l'explication; interpréter froidement tous les phénomènes et en chercher la cause, la liaison, l'enchaînement jusqu'à ce que nous les ayons enfin trouvés. Travail pénible, je le sais, et je le répète; mais la science n'est pas une courtisane qui se donne à tous indistinctement; la science, c'est la Minerve antique, qui ne se livre jamais tout entière et n'a quelques faveurs que pour celui qui les a courageusement et longuement méritées.

Beaucoup d'entre nous en sont encore à Hippocrate et mettent toute leur vanité et une sorte de coquetterie à suivre tous les errements de ce grand homme. Hippocrate est le saint des saints de la médecine, je le sais parfaitement et ne suis pas homme à lui contester ses vrais titres de gloire; mais le monde a marché depuis deux mille ans, la science a marché également, et il est fâcheux que quelques esprits s'arrêtent et ne tournent jamais leurs regards que vers le passé. Si

Hippocrate revenait parmi nous, il serait le premier à retoucher et à corriger son œuvre; il rejetterait des erreurs trop manifestes, il repousserait des explications vraiment puériles, il sonderait plus profondément son terrain et il demanderait à toutes les découvertes modernes les renseignements qu'elles sont en mesure de lui donner et qu'il ne pouvait deviner malgré tout son génie. Hippocrate, en un mot, referait presque toute la médecine et nous convierait à l'imiter. Marchons donc et cherchons, dans la voie nouvelle, celle de l'expérimentation, les explications sérieuses et réellement scientifiques.

Qu'on ne s'y trompe pas cependant, nous ne demandons pas qu'on coure après l'impossible; nous ne prétendons pas qu'on découvrira tout. Il est des choses très-probablement au-dessus de tous nos moyens d'investigation, moins assurément qu'on ne le suppose aujourd'hui; il en est d'autres qu'il faut se garder de chercher. Je ne m'amuserai certainement pas à savoir pourquoi ce sont les glandes salivaires qui font la salive; pourquoi c'est le rein qui sécrète l'urine, etc. Il me suffit d'avoir reconnu que cela est ainsi. Mais je chercherai avec le plus grand soin quel est l'état physiologique de ces organes, leur mode de fonctionnement à l'état de santé, et alors, à l'aide des lésions anatomiques et de leur interprétation vraie, il me deviendra possible d'établir pourquoi ces diverses glandes ne remplissent plus normalement leurs fonctions, pourquoi elles ne sécrètent plus et pourquoi le liquide qu'elles sécrètent est altéré soit dans ses qualités, soit dans ses quantités.

Quand bien même nous n'arriverions à soulever qu'un coin du voile, quand même nous ne découvririons qu'une partie de la vérité, croit-on que cette médecine ne serait pas mille fois plus féconde et plus utile que celle qui consiste à raisonner sur des forces abstraites, sur des principes que la vraie science ne saurait jamais atteindre et qui conduisent forcément, fatalement à ce résultat final que, en présence d'une maladie, nous n'avons à peu près rien à faire qu'à nous croiser les bras et à attendre. Proposition malheureusement vraie dans l'état actuel de la médecine, qui n'a sa raison d'être que dans notre ignorance des lois qui régissent la matière vivante, et qui devra disparaître devant les résultats que nous promet, dans un avenir prochain, la vraie médecine, c'est-à-dire la médecine réellement scientifique et basée sur des expériences bien conduites et bien interprétées.

Ah! si le sort ou les passions humaines ne m'avaient pas éloigné du chemin que je m'étais tracé, peut-être aurais-je pu déjà éclairer de quelque lumière la vérité que je ne fais qu'entrevoir. Que mes amis plus heureux entreprennent ce que je ne puis faire; qu'ils marchent franchement et courageusement dans la direction tracée par M. Cl. Bernard. Quelle moisson de gloire pour eux, et quels immenses services rendus à la pauvre humanité (1)!

M. Chauffard, dans sa critique de l'organicisme, l'accuse de ne point reconnaître la maladie et de ne voir que des états organo-pathologiques, et, à ce sujet, il déclare que le seul organicien réellement logique est M. le professeur Piorry. M. Chauffard se trompe et, pour notre compte, nous ne pouvons accepter un pareil reproche. Nous nous plaisons à rendre à M. Piorry la justice qui lui est due; beaucoup de ses travaux ont une grande valeur et, lui mort, il est certain qu'il sera largement pillé et qu'un grand nombre de ses idées finiront par avoir cours sous un autre nom et avec une forme différente. Mais il est évident qu'il s'est trompé en repoussant l'unité de la maladie et en ne reconnaissant que des états organo-pathologiques divers.

Selon nous, tout se tient, tout s'enchaîne dans une maladie depuis le commencement jusqu'à la fin, et le dernier symptôme, la dernière altération morbide sont la conséquence immédiate et successive de l'altération initiale. Ce que nous avons déjà dit éclaire assez notre pensée pour que nous n'ayons pas besoin d'une plus longue démonstration, et si nous avions à définir la maladie, nous le ferions dans les termes suivants: « La maladie consiste dans une lésion organique

---

1. Nous avions déjà ici même effleuré cette question, et nous avions promis d'y revenir. Ne voulant pas nous répéter, nous renvoyons le lecteur au feuilleton de la *Gazette des Hôpitaux* du 21 novembre 1863.

et dans tous les phénomènes pathologiques qui en découlent forcément, fatalement, en vertu des lois inhérentes à la matière vivante, jusqu'à la mort ou jusqu'au retour à l'état physiologique, c'est-à-dire à la santé. »

PARIS. — J. CLAYE, IMPRIMEUR, 7, RUE SAINT-BENOIT.

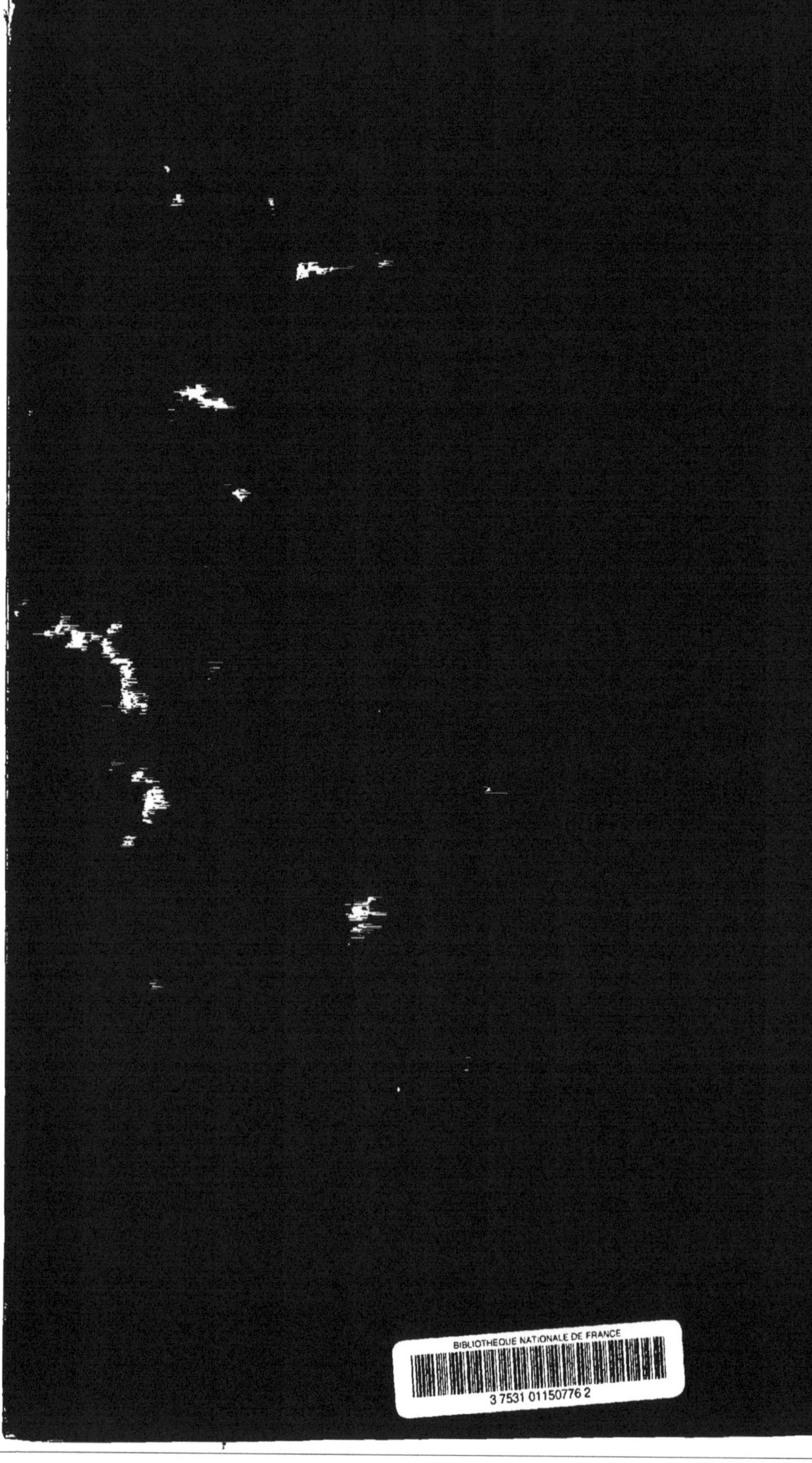

www.ingramcontent.com/pod-product-compliance
Ingram Content Group UK Ltd.
Pitfield, Milton Keynes, MK11 3LW, UK
UKHW020214200726
13856UKWH00004B/1393